LA CESARIENNE :
UNE AUTRE NAISSANCE

DOCTEUR GUY CHEVALLIER

LA CESARIENNE
UNE AUTRE NAISSANCE :

HORAY

CHEZ LE MEME EDITEUR

J'attends un enfant, Laurence Pernoud
J'élève mon enfant, Laurence Pernoud

Les dessins des pages 17, 29, 30, 52 sont extraits de *J'attends un enfant* de Laurence Pernoud.

Photo de couverture : Getty images Eyewire

22 Bis Passage Dauphine - 75006 Paris
editions@horay-editeur.fr
www.horay-editeur.fr
ISBN 2-7058-054-8

Ces quelques réflexions sur la césarienne sont dédiées aux nombreuses patientes qui m'ont fait confiance et m'ont permis, pendant quarante ans, de faire le plus beau métier du monde.

Elles vont plus particulièrement à celles d'entre elles qui m'ont fait l'honneur de leur amitié et même, pour certaines, le bonheur de ce qu'il faut bien appeler l'affection.

LA CESARIENNE : "UN MUST"

Plus personne ne se hasarderait à contester le rôle éminent qu'a joué la césarienne comme intervention de sauvetage maternel et fœtal, ni celui qu'elle continue de jouer comme instrument majeur de préservation des intérêts de la mère et de l'enfant.

Forte de cette réputation justifiée, on en arrive actuellement à se demander si la césarienne n'est pas, en quelque sorte, victime de son succès puisqu'elle a connu, au cours des dernières décennies et dans la plupart des pays développés (avec toutefois de larges variations), une inflation qui pose de nombreux problèmes médicaux, juridiques, sociaux et financiers que nous allons envisager.

Devant cette augmentation, il convient de se demander si la césarienne n'est pas en train de devenir, plus ou moins sensiblement, une solution de facilité pour les accoucheurs.

En France, la césarienne a vu sa fréquence augmenter de 1 % par an pour atteindre actuellement 20 % (soit 150 000 sur 750 000 naissances, ce qui n'est pas négligeable). Aux Etats-Unis, elle n'a cessé d'augmenter également et atteignait, selon l'Office Mondial de la Santé, 21 % en 1998. Au Brésil, elle atteint

50 % dans le secteur des soins privés et notamment chez les patientes qui en ont les moyens financiers. On arrive, ainsi, à une sorte de luxe réservé aux femmes d'un statut social élevé. Ces femmes ont une césarienne quand elles peuvent se l'offrir. Il y a là, de façon évidente, une dérive qui va à l'encontre des règles d'équité et de justice en matière de santé.
Quoiqu'il en soit, on en arrive à une question incontournable : fait-on trop de césariennes et quelle est la limite acceptable comme raisonnable ?
Pendant longtemps, seuls les professionnels se sont intéressés à la question, je veux dire les accoucheurs et leurs équipes. Elle a fait l'objet d'un nombre incalculable de colloques, de forums, de journées d'études et autres congrès qui n'ont, pas plus que les innombrables articles parus dans les journaux et revues médicales, abouti à un consensus.
On voit parmi les médecins, d'énormes divergences sur le pourcentage de leurs césariennes avec d'énormes différences de pratiques d'un continent à l'autre, d'un pays à l'autre, voire d'une équipe à l'autre.
Dans ces discordances, apparemment surprenantes, de multiples facteurs interviennent, dont nous parlerons plus loin, et où tous ne sont pas médicaux.
En tout cas, discuter de la césarienne restait une affaire d'initiés, de professionnels, comme celle du sexe des anges pour les théologiens.

Mais, en même temps que sa fréquence augmentait, la césarienne "tombait", si l'on peut dire, dans le domaine public et devenait l'objet d'une médiatisation intense intéressant évidemment d'abord les patientes concernées. De là, des articles et des enquêtes avec des classements (souvent très discutables) assimilant le petit pourcentage de césariennes à la qualité de l'obstétrique pratiquée.
Malheureusement, guides ou pas, confondre l'obstétrique et le tourisme ne fait

pas avancer les choses et ne les clarifie pas. Ainsi, parfois à tort, certaines patientes considèrent-elles la césarienne comme l'expression ultime de ce qu'elles pensent comme une médicalisation diabolique de l'obstétrique. D'autres, au contraire, y voient le *nec plus ultra* de la sécurité obstétricale, au point, nous le verrons, de la réclamer même en dehors de toute raison médicale.

En un mot, rien n'est clair et tout est confusion. Ce livre a pour modeste ambition de clarifier les choses et de vous expliquer aussi bien que possible ce qu'est une césarienne, quels problèmes elle pose (et pas exclusivement d'un point de vue médical) et ce que l'on peut penser de son avenir.

"IL ETAIT UNE FOIS..." ou la petite histoire de la césarienne

Les origines de la césarienne se perdent dans la nuit des temps et en font un des plus anciens actes chirurgicaux réalisés. Bien sûr, plus on remonte dans le temps, moins la réalité historique s'affirme et se vérifie pour faire place à la légende et aux mythes.

Il faut d'abord tordre le cou à une légende : la césarienne ne doit rien à Jules César qui est venu au monde comme la plupart d'entre nous. Le mot vient en fait du latin : *caedare* qui veut dire : "couper". Ainsi la césarienne serait simplement, si l'on peut dire, une naissance qui nécessite de couper, d'inciser le corps de la femme. On n'est d'ailleurs pas à cela près, à l'époque, puisque Dionysos naît de la cuisse de Jupiter et qu'Athéna sort du crâne de son père Zeus. En somme, il semble que les dieux ou héros ne puissent venir au monde que d'une façon extraordinaire. Bien évidemment, on est encore loin de ce que nous appelons aujourd'hui césarienne.

Dans ce beau monde, on trouve, outre Bacchus (le Dionysos grec) et Athéna, Esculape et bien d'autres. Hors d'Europe, on attribue ce mode de naissance à Indra (dieu suprême de l'hindouisme qui sort du flanc droit de sa mère) et à Bouddha. Plus près de nous, on trouve des héros romains comme Scipion l'Africain. Jules César vient ensuite dont le surnom "César", considéré comme honorifique, sera adopté par tous ses successeurs et même par des empereurs modernes (le mot donnera étymologiquement *tsar* et *kaiser*).

On pénètre ensuite progressivement dans l'histoire et l'on voit apparaître véritablement ce que nous appelons césarienne.

L'histoire n'est pourtant pas gaie quelle que soit la civilisation, car on ne pratique l'intervention que chez une femme déjà décédée. En Inde, le but est de sauver la vie d'un enfant non encore né.
Même chose à Rome où il faut, aussi, "conserver un citoyen à l'Etat". Il est aussi de permettre l'enterrement d'une femme enceinte interdit avant que l'enfant ne soit extrait.

Saint-Augustin (4ème – 5ème siècle) la préconise essentiellement pour permettre de baptiser l'enfant.
Puis, peu à peu, ces règles et lois évoquées ci-dessus tomberont en désuétude.

Ce n'est que dans les années 1500 que l'on commence à opérer des femmes vivantes. Un des exemples les plus célèbres est celui de Jane Seymour, épouse d'Henri VIII d'Angleterre qui l'exigea pour la naissance d'Edouard VI. Elle en mourut.

En effet, jusqu'à l'époque moderne, la caractéristique de la césarienne est son effroyable gravité avec une mortalité moyenne de 50 à 80 % (peut-être même davantage faute de statistiques fiables).
Aussi reste-t-elle exceptionnelle. Le grand médecin Ambroise Paré la condamne en raison de la mort "quasi fatale" de la femme. Les accoucheurs ont beau rivaliser d'idées et d'astuces pour améliorer les techniques chirurgicales, rien ne changera jusqu'au XXème siècle. Varnier, un des plus célèbres accoucheurs français, dans son traité publié en 1900 ne consacre aucun chapitre à cette intervention.

Ce n'est vraiment qu'au vingtième siècle (et surtout dans sa deuxième moitié) que le jour se lève.
La vraie césarienne acquiert droit de cité, devient courante et indiscutable.

Cette naissance véritable de la césarienne moderne, celle dont nous allons parler, a de nombreuses raisons dont voici les principales :

- les progrès extraordinaires de la chirurgie, en général, et obstétricale en particulier,
- les progrès des gestes et techniques de la césarienne elle-même avec, pour effets, d'en diminuer considérablement les risques,
- les progrès de l'anesthésie-réanimation dont l'obstétrique a bénéficié comme les autres spécialités,
- la généralisation de l'anesthésie péridurale qui a très nettement augmenté la sécurité des patientes mais aussi leur confort post-opératoire, ce qui n'est pas négligeable.

C'est ainsi que, nous le verrons plus loin, le regard des accoucheurs sur la césarienne s'est totalement transformé.

On peut même se demander, nous l'évoquerons également, si la césarienne n'a pas trop de succès.

QU'EST-CE QU'UNE CESARIENNE ?

C'est donc une intervention chirurgicale qui consiste, au lieu de l'accouchement habituel par les voies naturelles, à extraire le bébé en incisant (c'est-à-dire en ouvrant) l'abdomen puis l'utérus de la mère.

Elle se déroule, non pas en salle d'accouchement mais au bloc opératoire et sous anesthésie.

■ L'anesthésie

Comme pour n'importe quelle autre intervention chirurgicale, elle doit répondre à certaines conditions :

- être la plus efficace possible,
- être la moins dangereuse possible tant pour la mère que pour l'enfant,
- assurer, dans les suites opératoires, le confort maximum possible,
- répondre, le mieux possible, au désir de la patiente,
- mais sa nature peut dépendre du degré d'urgence.

L'anesthésie péridurale

Comme dans d'autres domaines de la chirurgie, elle a apporté une véritable révolution et elle est devenue, de très loin, la plus utilisée pour une césarienne. C'est une anesthésie dite "locorégionale" car elle n'insensibilise que la moitié inférieure du corps tandis que la conscience reste éveillée. On en voit immédiatement l'avantage : la patiente, sans aucune souffrance, reste tout à fait lucide, peut voir son enfant dès sa naissance, l'entendre pousser son premier cri et "participer" à son accouchement.

Pour insensibiliser la moitié inférieure du corps, on injecte entre deux vertèbres lombaires un produit anesthésique qui se répand autour des enveloppes de la moelle épinière (dont l'une s'appelle "dure-mère" d'où le nom du procédé) et qui agit sur les nerfs qui en partent. La moelle épinière baigne elle-même dans un liquide appelé céphalo-rachidien (voir schéma 1).
Cette injection est faite, après anesthésie locale, par l'intermédiaire d'un cathéter (fin tuyau en plastique) qui est laissé en place pendant toute l'intervention, permettant, si nécessaire, de réinjecter du produit anesthésique.
Auparavant, on a placé une perfusion intraveineuse qui permet de contrôler et de traiter rapidement d'éventuelles modifications de la tension artérielle que peut entraîner la péridurale. Mais elle peut aussi servir à injecter d'autres médicaments (pour faire contracter l'utérus par exemple).

Pour avoir son efficacité maximale, la péridurale doit être faite par un anesthésiste compétent et entraîné. Presque tous le sont aujourd'hui. Mais surtout elle demande 15 à 20 minutes avant d'agir ce qui peut poser des problèmes dans les situations d'extrême urgence (heureusement très rares).

Schéma 1 – La péridurale

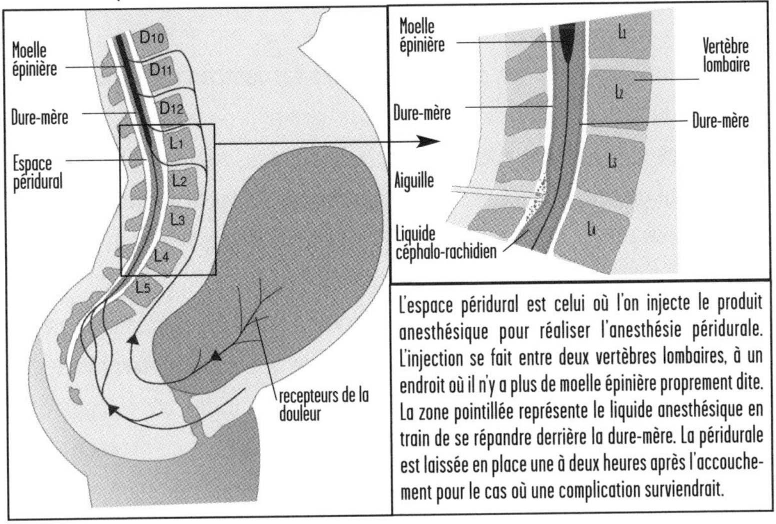

L'espace péridural est celui où l'on injecte le produit anesthésique pour réaliser l'anesthésie péridurale. L'injection se fait entre deux vertèbres lombaires, à un endroit où il n'y a plus de moelle épinière proprement dite. La zone pointillée représente le liquide anesthésique en train de se répandre derrière la dure-mère. La péridurale est laissée en place une à deux heures après l'accouchement pour le cas où une complication surviendrait.

Elle a aussi des contre-indications d'ordre médical :

- infections de la peau,
- déformations importantes de la colonne vertébrale,
- certains troubles de la coagulation sanguine,
- certaines maladies cardiaques,
- certaines allergies aux produits anesthésiques utilisés.

Les inconvénients de la péridurale

La péridurale est devenue un des gestes les plus courants de la pratique obstétricale (de plus en plus utilisée aussi dans les accouchements habituels) ce qui signifie que sa technique est parfaitement contrôlée, codifiée et maîtrisée.

Il y a toutefois, bien que rarement, des incidents possibles :

- vertiges et maux de tête qui disparaissent en 24 à 48 heures,
- douleurs lombaires,
- sensations de décharges électriques dans les jambes qui disparaissent en quelques heures,
- difficultés à évacuer la vessie.

Des complications neurologiques plus importantes sont exceptionnelles (1 à 2 / 10 000).

Quant au bébé, il ne court aucun risque puisqu'il s'agit d'une anesthésie régionale dont les produits ne diffusent que très peu dans le sang maternel.

L'anesthésie générale

L'anesthésie générale que chacun connaît, est administrée par voie intraveineuse.

En matière de césarienne, elle n'est plus guère pratiquée que dans quelques cas :

- situation d'extrême urgence car elle a l'avantage d'agir très rapidement (1 à 2 minutes),
- contre-indication médicale à la péridurale,
- patiente extrêmement anxieuse, préférant "ne rien voir", s'endormir et se réveiller avec un enfant. Pour ce type de patiente, participer à l'accouchement n'a aucun sens.

La rachianesthésie

C'est aussi une anesthésie locorégionale mais on injecte l'anesthésique à l'intérieur des méninges et non autour d'elles. Je ne fais que la citer car elle est très peu employée pour la césarienne.

La consultation d'anesthésie

Elle est indispensable dans tous les cas, que l'anesthésie soit prévue à l'avance, que sa nécessité apparaisse brutalement au cours de l'accouchement ou que la patiente la souhaite pour son simple confort au cours d'un accouchement naturel. C'est pourquoi beaucoup de médecins la conseillent à toutes les femmes enceintes afin de pouvoir parer à tous les événements. Idéalement, elle doit se situer entre 7 mois 1/2 et 8 mois.

Elle a pour but de s'assurer que tout est normal et que l'on peut envisager l'anesthésie sans précaution particulière en ce qui vous concerne.

■ L'opération en elle-même

Deux gestes la précèdent :

- le rasage des poils du pubis,
- la mise en place d'une sonde dans la vessie (située juste en avant de l'utérus) afin que le chirurgien ne soit pas gêné lorsqu'elle se remplit au cours de l'intervention par de l'urine accumulée.

Aucun de ces gestes n'est douloureux car ils sont faits après la péridurale.

La peau de l'abdomen est ensuite largement désinfectée et l'on place des sortes de draps (appelés "champs") pour isoler la zone de l'opération. Celle-ci peut alors vraiment commencer.

La peau est incisée. Deux sortes d'incisions sont alors possibles (voir schéma 2) :

- l'une est verticale, dite "médiane" (parce que en plein milieu de l'abdomen). Elle va du pubis à quelques centimètres au-dessous de l'ombilic.

Elle a l'avantage d'être très facile à exécuter ce qui la fait réserver essentiellement aux cas d'extrême urgence. Elle a, en revanche, l'inconvénient majeur de laisser une cicatrice toujours visible et parfois même franchement inesthétique.

• l'autre est transversale, bas située, juste au-dessus du pubis (dite de Pfannenstiel). Un peu plus longue à exécuter, elle a le double avantage de donner une cicatrice à la fois plus solide et surtout beaucoup plus esthétique : elle est quasiment invisible après la repousse des poils.

On incise ensuite les muscles de la paroi abdominale que l'on écarte afin de pouvoir pénétrer dans la cavité abdominale où se trouve l'utérus.

Celui-ci est incisé et le chirurgien extrait le bébé par l'ouverture ainsi pratiquée. Le cordon ombilical est coupé et l'enfant confié à une sage femme qui peut le montrer immédiatement à la maman.

Les premiers soins habituels sont alors prodigués à l'enfant comme après un accouchement naturel.

Pendant ce temps, le chirurgien décolle à la main le placenta de la paroi utérine et l'extrait à son tour. Il vérifie le caractère normal de l'utérus.

Schéma 2 – Les deux cicatrices

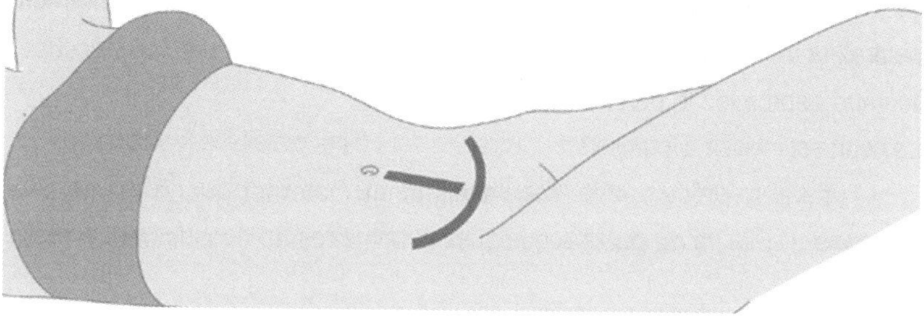

On referme ensuite l'utérus puis les différentes couches (on dit les différents "plans") de la profondeur à la superficie.
On termine par la fermeture de la peau (on dit que l'on "suture") avec des fils ou des agrafes selon les habitudes du chirurgien.
Très souvent, on place sous la peau, avant de la fermer, un petit drain en plastique pour éviter un hématome sous la cicatrice et que l'on enlève le 2ème jour.
Habituelle et normale comme décrite ci-dessus, l'intervention demande environ une heure.

■ Les suites opératoires

Elles sont généralement très simples. A la fin de l'intervention, l'anesthésiste enlève le cathéter de la péridurale. On injecte, à la demande, les anesthésiques par la perfusion intraveineuse qui est généralement laissée 24 heures. Tout est donc fait pour supprimer la douleur ou la diminuer fortement. La sonde urinaire est souvent laissée également 24 heures.

A ces exceptions près, peu de choses vont changer par rapport aux suites d'un accouchement normal.
Vous pourrez vous lever dès la 12ème heure (24 heures pour certains chirurgiens) aidée au début par une infirmière. Très vite (2 ou 3ème jour), vous récupérerez votre autonomie et pourrez aller et venir facilement et vous occuper de votre bébé avec le personnel de la maternité.

Une césarienne n'empêche pas l'allaitement maternel quand la mère le souhaite ; en revanche, la montée de lait est parfois un peu plus tardive (4 ou

5ème jour). Beaucoup préconisent, vous le savez peut-être, une première tétée très précoce dans les heures qui suivent l'accouchement. Elle est plus fictive que réelle puisqu'il n'y a pas encore de lait (mais simplement du colostrum qui est une sorte de "pré-lait").
Votre réalimentation sera progressivement normale mais légère les deux premiers jours. Les boissons sont libres (sans alcool évidemment).

Les hospitalisations sont de plus en plus courtes et il est probable que vous sortirez le 5ème ou 6ème jour. Les fils seront enlevés à cette date.
Presque toujours vous vous souciez, avec raison, de la qualité esthétique de votre cicatrice.

A ce sujet, il convient de savoir plusieurs choses :

- son aspect immédiat n'indique rien pour l'avenir,
- son aspect définitif dépend, bien sûr, de la méticulosité du chirurgien mais surtout de la qualité de votre peau, c'est l'élément le plus important,
- enfin, cet aspect définitif ne sera acquis qu'après plusieurs mois (certains disent même un an).

Rentrée chez vous, il est important de ne reprendre votre activité que progressivement. Plus vous aurez profité de votre séjour à la maternité pour vous reposer, plus vous récupérerez facilement. Au bout de quatre semaines environ, vous aurez oublié que vous avez eu une césarienne. Vous pouvez commencer la gymnastique au bout d'un mois. Il est préférable d'attendre 8 à 10 semaines pour les sports plus violents.

Vous trouverez tous ces détails dans le livre de Laurence Pernoud dont je ne saurais trop vous recommander la lecture[1].

■ Les complications

Il est vrai qu'elles sont de plus en plus rares mais elles n'en existent pas moins. Aussi, faut-il les garder à l'esprit avant de prendre une décision de césarienne, en mettant dans la balance, les avantages de l'intervention et ses éventuelles complications.
Là encore, on reste étonné des très grandes variations dans la fréquence des complications, selon les équipes médicales, ce qui rend à peu près impossible de donner des pourcentages (mais en rappelant que ces complications sont rares).

Elles sont représentées essentiellement par :

- des complications infectieuses surtout urinaires et au niveau de la cicatrice, très rapidement jugulées par les traitements actuels,
- des hémorragies surtout au cours de l'intervention,
- des phlébites et embolies,
- la nécessité un peu plus fréquente de transfusion sanguine.

La mortalité maternelle est également plus fréquente (multipliée par 2 à 5). Encore faut-il considérer que 3 fois sur 4 la mort n'est pas due à la césarienne elle-même mais à la cause qui l'a rendue nécessaire. Elle reste heureusement exceptionnelle (18 / 100 000 naissances). Il n'en faut pas moins tout faire pour tenter de la réduire encore.

1-Laurence Pernoud : *J'attends un enfant*, Editions Horay.

Les interventions associées à la césarienne

Il arrive, au cours de la césarienne, qu'un autre geste chirurgical soit nécessaire. On peut faire l'ablation d'un kyste ovarien déjà diagnostiqué pendant la grossesse ou découvert lors de l'intervention. En revanche (je vous fais grâce des explications techniques), il est contre-indiqué de retirer un fibrome utérin quand il existe.
Enfin, on peut être obligé, c'est heureusement exceptionnel, de faire l'ablation de l'utérus essentiellement à cause d'une hémorragie incontrôlable.

En fait, l'acte le plus souvent associé est la ligature des trompes dont nous parlerons plus loin (voir Les césariennes itératives ou répétées).

Le problème de la transfusion

Sa nécessité est devenue exceptionnelle. Elle n'est justifiée que devant une hémorragie tout à fait anormale et incontrôlable pendant l'intervention.
Ce risque est parfois prévisible pendant la grossesse notamment dans certaines maladies sanguines maternelles entraînant des troubles de la coagulation.
On peut alors discuter de l'opportunité d'une transfusion autologue, c' est à dire avec le sang de la patiente elle-même, et non celui d'un donneur.
On lui fait alors, dans le dernier trimestre de la grossesse, des prélèvements sanguins réguliers pour obtenir un stock utilisable si nécessaire au moment de l'accouchement.

Ceci est évidemment impossible en cas d'urgence imprévisible. Rappelons qu'en principe la patiente doit être avertie de la nécessité d'une transfusion et consentante à cet acte.

En résumé, on ne peut parler à propos de la césarienne d'opération banale (d'ailleurs aucune intervention ne l'est).
On peut dire cependant qu'elle est entrée dans la pratique courante, que sa technique est maîtrisée et que ses complications sont rares et même exceptionnelles pour certaines d'entre elles.
Si vous avez besoin d'une césarienne vous n'avez donc aucune raison de vous inquiéter. D'ailleurs, de plus en plus de femmes la réclament elles-mêmes, nous le verrons.

POURQUOI UNE CESARIENNE ?

On est amené à envisager une césarienne quand l'accouchement naturel est impossible ou lorsqu'il est dangereux (pour le bébé, la mère ou pour l'un et l'autre).
De très nombreuses raisons obstétricales (on parle "d'indications") peuvent y conduire.
Je ne vous parlerai que des principales pour vous éviter un catalogue fastidieux.

■ La première indication est la disproportion entre le bassin maternel et le volume de l'enfant

Cette indication représente 30 à 35 % des césariennes.

1. Le bassin maternel est trop petit

Le bassin, c'est ce tunnel osseux que le bébé doit obligatoirement franchir pour venir au monde (voir schéma 3). Si les dimensions de ce bassin sont nettement inférieures à la normale, ce passage trop étroit ne permet pas un accouchement normal.

On recherche cette anomalie à la fin de la grossesse et l'on peut avoir une confirmation par un scanner (radiopelvimétrie). Une césarienne s'impose.
Assez souvent, il est difficile de conclure car les dimensions sont simplement "limites". On s'autorise à faire une tentative d'accouchement par voie basse (ce que l'on appelle une "épreuve du travail") et ne faire la césarienne qu'en cas d'échec.

2. Le bassin est normal mais l'enfant est trop gros

On parle de gros enfant à partir de 4 000 grammes et plus (le poids moyen d'un nouveau né est de 3 250 grammes). Les deux causes les plus fréquentes sont l'hérédité familiale (il y a des familles à gros enfants) et le diabète maternel qu'il faut, dans un tel cas, toujours rechercher chez la mère après l'accouchement.
La mesure de la hauteur utérine (avec un banal centimètre) et l'échographie peuvent aider à soupçonner un enfant de gros volume.

■ La deuxième cause est représentée par les "présentations anormales"

On appelle présentation la partie du corps de l'enfant qui pénètre la première dans le bassin. 95 fois sur 100 c'est la tête qui s'engage dans le bassin, complètement fléchie sur le thorax et présente le sommet du crâne (l'occiput) à l'entrée du bassin.

C'est ce qu'on appelle la présentation du sommet, celle qui est normale et la plus fréquente (voir schéma 4).

Schéma 3 – Le bassin

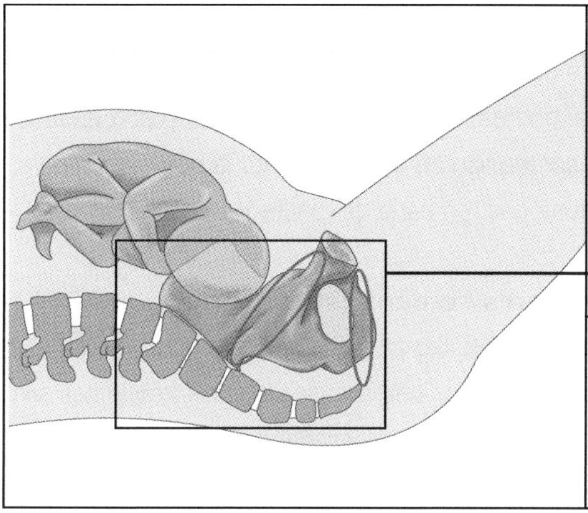

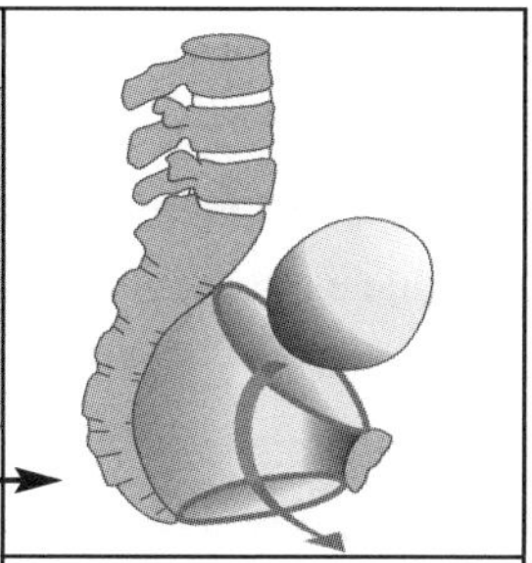

Comme vous le voyez sur ces schémas du canal osseux, l'enfant qui naît ne sort pas "tout droit" : il change deux fois d'orientation. A gauche, la femme est représentée couchée, ci-dessus le schéma la représente debout.

Dans la présentation de la face, la tête est complètement rejetée en arrière. L'accouchement naturel est souvent difficile et l'on préfère fréquemment la césarienne.

Dans la présentation du front, la tête est en position intermédiaire et la césarienne s'impose.

Dans la présentation transversale (encore appelée présentation de l'épaule), il est évident que l'enfant, qui se présente horizontalement, ne peut naître que par césarienne.

Dans la présentation du siège (3 à 4 % des naissances), les problèmes sont plus complexes. Ce sont soit les fesses (2/3 des cas) soit les pieds (1/3 des cas) qui se présentent les premiers.

Au cours de l'accouchement, c'est donc la tête, partie la plus volumineuse du bébé, qui sort la dernière du bassin où elle peut rester coincée, situation extrêmement dangereuse pour l'enfant.
Devant cette présentation, le médecin hésite alors souvent sur le choix du mode d'accouchement. Il prendra sa décision en fonction de nombreux facteurs :

- premier accouchement ou pas (on parle de "parité"),
- âge maternel,
- caractère normal ou pas du bassin,
- appréciation du volume du bébé, etc...

Schématiquement, on fait au moins 70 % de césariennes chez une primipare (1er accouchement), et même 100 % dans certains centres, et 40 à 50 % chez les multipares.
Dans la prise de décision, le dialogue "médecin – patiente" doit jouer un rôle fondamental comme nous le verrons plus loin.

Schéma 4 – Différentes présentations

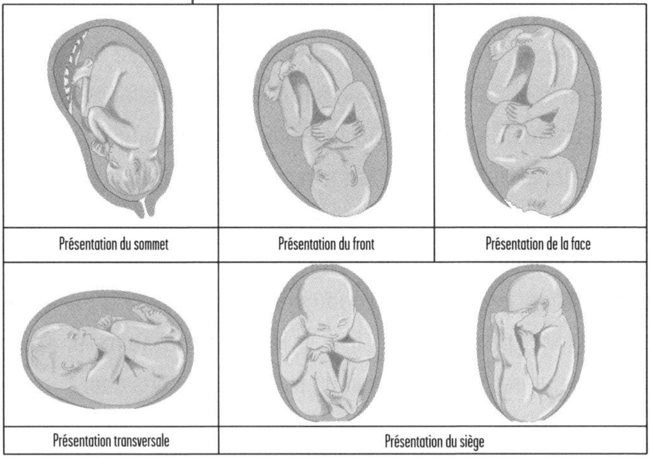

■ Les grossesses multiples

Spontanément, ces grossesses sont rares (1 à 2 % pour les grossesses de jumeaux encore appelées gémellaires) et exceptionnelles pour les triplés ou davantage (1 / 10 000). Mais leur fréquence a considérablement augmenté, conséquence de certains traitements hormonaux de la stérilité féminine et de la fécondation in vitro. On trouve ainsi 20 à 25 % de gémellaires et 3 % de triplés chez ces patientes.

Aux Etats-Unis et au Royaume Uni, le choix va à la césarienne. En France, la plupart des équipes ont une attitude plus éclectique et décident en fonction, entre autres, du poids estimé de chaque enfant et de la position du premier bébé.

En revanche, pour les triplés, l'accord est quasi unanime sur la césarienne.

■ L'utérus cicatriciel

L'existence d'une cicatrice sur l'utérus (généralement conséquence d'une césarienne précédente) tend à le fragiliser et l'expose au risque, lors de l'accouchement suivant, que cette cicatrice ne se rompe sous l'effet des contractions utérines, exposant mère et enfant à de graves complications.
C'est pourquoi, pendant longtemps, notamment aux Etats-Unis, la règle était : "une fois une césarienne, toujours une césarienne".
En France, on a toujours eu une attitude plus nuancée (les Américains y viennent) et l'on considère que, à condition que la cause de la césarienne antérieure ne soit pas permanente, il est légitime de faire une tentative d'accouchement naturel, ce qui réussit dans 30 à 60 % des cas.

Nous reverrons ce problème en détail au chapitre “votre avenir...” page 45.

■ L'obligation d'interrompre la grossesse avant le terme prévu

Normalement, l'enfant profite de son séjour dans l'utérus maternel jusqu'à la fin de la grossesse. Il peut arriver au contraire qu'il en patisse et que l'on soit amené à le soustraire à telle ou telle situation néfaste pour lui. On peut certes penser à le faire naître par voie basse en déclenchant l'accouchement. Malheureusement, les conditions techniques nécessaires pour obtenir un succès sont rarement réunies (notamment pour une première grossesse) et la seule solution est le recours à une césarienne.
Ce qui y conduit peut être :

• une cause maternelle : diabète ; infection (type herpès génital notamment) ; toxémie associant oedèmes, hypertension et albumine dans les urines,
• une cause fœtale : hypotrophie c'est-à-dire important retard de croissance intra utérine ; souffrance fœtale chronique quelle qu'en soit la cause.

Dans toute la mesure du possible, on essaie de ne pas faire la césarienne avant 37 semaines pour éviter la naissance d'un enfant trop prématuré.

■ La nécessité de terminer rapidement l'accouchement

Au cours de l'accouchement le plus banal et le plus normal, peut survenir de façon imprévue et plus ou moins brutale, une complication :

• le col ne se dilate pas suffisamment,
• la tête ne descend pas dans le bassin,
• une souffrance fœtale apparaît dépistée par le monitoring (enregistrement automatique du cœur fœtal et des contractions).

Dans tous ces cas de figure, il faut terminer plus ou moins rapidement l'accouchement et faire une césarienne.

■ Il est encore de nombreuses causes de césarienne comme :

• une mauvaise insertion du placenta (encore appelé placenta previa) source d'hémorragies au cours de la grossesse et de l'accouchement,
• un obstacle à la sortie du bébé comme un fibrome de l'utérus, etc...

■ De nouvelles candidates

A toutes les indications classiques (et je ne vous les ai pas toutes citées), d'autres plus récentes sont dues à l'arrivée en obstétrique de nouvelles patientes :
• primipares âgées : il est de plus en plus fréquent que la réalisation d'un plan de carrière passe avant celle d'un désir de grossesse. L'âge moyen des primipares était de 29,3 ans en 1998 contre 26,8 en 1986. Le pourcentage des primipares de plus de 35 ans est, en région parisienne, un des plus élevés d'Europe. Or, le risque relatif de césarienne est de 1,5 après 35 ans et de 2,5 après 39 ans.

• femmes qui étaient auparavant stériles et qui, maintenant, bénéficient des techniques de procréation médicalement assistée, avec leur risque de grossesses multiples.

• femmes chez qui une maladie chronique (diabète, maladie cardiaque ou rénale etc...) contre-indiquait la survenue d'une grossesse et qui, en raison des progrès de la médecine, ne le sont plus aujourd'hui.

Chez toutes ces patientes, on est amené à parler de grossesse “précieuse”. Mot affreux puisqu'il supposerait que toutes les grossesses ne le sont pas. Il n'en reste pas moins vrai que l'on a tendance à être encore plus prudent chez ces femmes et à leur conseiller plus facilement une césarienne qu'à d'autres.

En un mot, il n'y a guère de situation obstétricale qui ne puisse peu ou prou, conduire à une césarienne.

■ Quand décide-t-on une césarienne ?

A la lecture des pages précédentes vous avez compris qu'il y a trois moments pour décider une césarienne.

1. certaines sont prévues au cours de la grossesse elle-même. Elles sont dites programmées car on en choisit à l'avance le jour et l'heure. On les pratique généralement douze à quinze jours avant la date théorique du terme. Ce délai de précaution a pour but de ne pas se laisser surprendre par un début d'accouchement inopiné et de pouvoir effectuer une intervention réglée à jour et heures fixes, comme n'importe quelle intervention, en dehors de l'urgence.

2. d'autres pourraient être dites "à demi programmées" quand on tente un accouchement par voie basse, mais en sachant que, en cas d'échec, c'est la césarienne qui s'imposera.

3. celles enfin dont la nécessité apparaît brutalement, comme l'éclair dans le ciel serein, devant la survenue d'une complication imprévue et imprévisible. Elles représentent environ 1/3 des cas.

CESARIENNE OU ACCOUCHEMENT NATUREL

C'est dans ce choix que réside le problème essentiel de la césarienne, celui qui se pose chaque jour à chaque médecin, celui qui oppose ceux qui sont plutôt pour, ou plutôt contre, pour des raisons qui opposent (je parle des médecins) les un aux autres sans qu'un consensus soit encore obtenu.

A titre individuel, il devrait être (ce n'est pas toujours le cas) le résultat d'un dialogue allant aussi loin que possible entre le médecin et sa patiente, d'autant plus que ce choix est parfois vraiment difficile.

Le devoir d'information a toujours fait partie du rôle du médecin mais il faut avouer que, pendant longtemps, le médecin a eu volontiers une attitude paternaliste, se considérant comme celui qui savait et certain que son rôle était, en conscience, de faire ce qu'il y avait de mieux pour le malade (ce qui n'est

évidemment pas faux mais, en même temps, insuffisant). La patiente était considérée comme totalement ignorante des réalités médicales donc incompétente pour participer véritablement à une décision.
Le monde a changé et nos patientes aussi. La médiatisation extraordinaire de l'information médicale (qui n'est pas en soi condamnable) a eu l'avantage d'"éduquer" nos patientes, facilitant ainsi le dialogue. Mais elle peut aussi avoir deux effets pervers : cette surinformation qui, on l'a dit dans d'autres domaines, risque d'aboutir à une sous information et laisser croire à la patiente l'impression qu'elle sait tout. En même temps, cette surinformation la porte à une surconsommation des médicaments et des techniques. Surtout, cela peut lui faire croire que la médecine peut tout et maîtrise complètement ces maladies et ces techniques. Tout serait devenu possible dans le monde médical.

Dans notre domaine, la césarienne peut ainsi apparaître comme le mode idéal de naissance assurant un enfant parfait. Nous allons voir que ce n'est pas forcément le cas en envisageant trois situations différentes.

■ Il faut d'abord rappeler qu'un certain nombre de césariennes ne peut être mis en cause

Elles sont indispensables, indiscutables et indiscutées (bassin très rétréci par exemple). Le consensus est absolu dans le monde entier. Il serait stupide et ridicule d'être "contre la césarienne" a priori. Ce serait oublier qu'elle a sauvé des millions d'enfants et de femmes. Ces césariennes obligatoires représentent 8 à 10 % des cas.

■ Dans 10 à 20 % des cas, la situation est moins simple

On pourrait les appeler césariennes de "précaution" ou de "sécurité". Je vous en ai donné quelques exemples : présentation du siège chez une primipare, utérus cicatriciel, etc...
Dans ces cas très fréquents, il y a un choix souvent très difficile à faire entre accepter un accouchement naturel ou effectuer une césarienne. Il existe alors des arguments en faveur de l'un et de l'autre, et la question est de savoir de quel côté penchera la balance, quels sont les avantages mais aussi les risques de l'un et de l'autre.

C'est ici que prend toute son importance le changement relativement récent des rapports "médecin – patiente". Il implique que le médecin apporte une information complète, loyale, claire, simple, appropriée et objective. Il doit exposer et expliquer les avantages et inconvénients de chacun des deux modes d'accouchement. C'est à ce prix que la patiente pourra participer, de façon active à une décision prise en commun avec son médecin.

En effet, qui peut décider unilatéralement que les risques de l'un ou de l'autre mode d'accouchement sont trop élevés et pour qui ? De quel droit la femme ne peut-elle pas préférer un risque (celui de la césarienne par exemple) à un autre (celui de l'accouchement par le siège pour un premier accouchement par exemple) ? Le médecin peut-il (et doit-il ?) imposer à sa patiente tel ou tel risque qu'il serait médicalement légitime de prendre mais qu'elle refuse absolument ?

Il faut enfin rappeler que les accouchements par voie basse ont, eux aussi, leurs complications qu'on évoque moins souvent mais dont il faut tenir compte dans la décision.

C'est dans cette catégorie de césariennes que les pourcentages ont le plus augmenté au cours des dernières décennies. On a accusé les médecins d'y avoir largement leur part en raison :

- de leur intérêt économique,
- de la possibilité offerte par la césarienne de mieux organiser leur planning professionnel et personnel,
- de la crainte d'éventuelles poursuites médico-légales.

■ La demande de césarienne faite par la patiente

Ici, un pas de plus est franchi et nous sommes dans un tout autre climat. Il n'y a pas, a priori, de raison médicale d'envisager une césarienne (la demande en est parfois faite dès la première consultation).
Il s'agit d'un simple désir exprimé par la patiente et que pourrait résumer la formule : "un enfant si je veux, quand je veux et comme je veux".

Cette demande, qui prend place dans le mouvement général de libération de la femme, a de multiples raisons qui vont des plus compréhensibles aux plus ridicules :

- certaines femmes redoutent particulièrement les conséquences éventuelles d'un accouchement par voie basse sur leur vie sexuelle ultérieure

(crainte de l'élargissement du vagin) ou sur le fonctionnement de leurs sphincters (incontinence).
Or, même si elles ne sont pas fréquentes, ces complications n'en existent pas moins. D'ailleurs, une enquête faite en Angleterre auprès de 282 médecins accoucheurs a montré que, pour un accouchement prévu le plus normal possible, 31 % des femmes souhaitaient une césarienne, le pourcentage montant à 57 % quand existait un élément considéré comme facteur de risque (siège par exemple).
Les raisons invoquées étaient les deux risques cités ci-dessus. On peut s'étonner de ces choix discutables faits par des professionnels. Comment alors les reprocher à nos patientes ?

• d'autres femmes ne supportent pas, psychologiquement, la "peur de l'accouchement" pas plus que sa "mise en scène" en salle de travail. Elles veulent, on l'a vu, s'endormir et se réveiller avec un enfant

• parfois, la patiente fait état de l'avantage, dans la planification de sa vie quotidienne, d'une intervention à jour et heure fixes en lieu et place d'un accouchement survenant inopinément et en urgence, source d'angoisse et de stress. Si les conditions d'un déclenchement par voie basse ne sont pas réunies, la césarienne reste la seule solution.

• enfin, il existe des motivations plus folkloriques : "je voudrais que mon enfant naisse le jour de tel anniversaire", ou "qu'il soit de tel signe du zodiaque", ou "que mes dates de vacances ne soient pas perturbées", "je préfère une césarienne parce que je suis mieux remboursée par ma mutuelle, etc...". Ne riez pas, ces demandes existent. Il va sans dire que pas un accoucheur sérieux ne peut accéder à de tels souhaits. Le médecin ne peut être le simple exécuteur des volontés de la patiente à moins d'être réduit, à titre personnel, à un simple prestataire de services et d'entrer, au plan social, dans un système de pur consumérisme.

Dans les autres cas, le médecin ne peut se contenter d'un refus pur et simple. Dans les pays anglo-saxons, la tendance est à accepter la demande de la patiente en faisant une large place à l'autonomie des personnes et à la liberté de l'autre qui, plus facilement, fait entendre sa volonté en matière de choix thérapeutique.

En Angleterre, deux rapports gouvernementaux (le "Health Committee Maternity Service" et le "Changing Child Birth") ont souhaité donner à la mère un rôle pivot dans son droit à l'information et au choix des soins obstétricaux. Toujours en Grande-Bretagne, pour le "Mental Health Act", la décision d'aller à l'encontre de la volonté d'une patiente n'est acceptable que si elle n'a pas toute sa raison. Dans tous les autres cas, sa décision doit être respectée.

En France, nous ne sommes pas encore dans cette situation et on ne parle pas encore de "droit à la césarienne". Le médecin n'en doit pas moins examiner soigneusement la demande de la patiente et peser ses raisons. Il se doit de donner une information complète sur les risques éventuels de la césarienne (faut-il les prendre quand l'indication n'est pas suffisamment justifiée ?). A la fin du dialogue, il devra soit accepter la césarienne, soit adresser la patiente à un confrère.

■ Les intérêts de l'enfant

Il est évident qu'ils jouent un rôle majeur dans le choix du mode d'accouchement. Autrement dit, quelle est la meilleure décision pour lui ?

Là encore, il faut être clair. Dans un nombre incalculable de cas, c'est la césarienne qui a sauvé la vie de millions d'enfants qui, autrement, seraient décédés ou auraient gardé des séquelles toute leur vie. Une fois de plus, les césariennes d'indication indiscutable ne sont pas en cause.
Dans les autres cas, qui sont statistiquement les plus fréquents, c'est-à-dire ceux où il faut faire un choix, il n'est pas toujours vrai que l'intérêt de l'enfant aille vers la césarienne.
On y compte, en effet, plus de complications respiratoires (3 % contre 0,4 %) même si elles sont rarement graves et le plus souvent facilement curables. Elles semblent plus fréquentes dans les césariennes programmées que celles faites au cours de l'accouchement et diminuent beaucoup à partir de 39 semaines. La mortalité est également plus élevée même si elle est beaucoup plus souvent due à la cause qui a nécessité la césarienne qu'à l'opération elle-même.
En somme, contrairement à une croyance fréquente, la césarienne n'est pas la panacée universelle pour la naissance d'un enfant parfait. Il faut s'en souvenir quand on prend la décision.

VOTRE AVENIR APRES UNE CESARIENNE

De très nombreuses femmes, après une césarienne, se posent de multiples questions auxquelles je vais tenter de répondre.

■ L'avenir immédiat

Nous avons vu que les suites sont généralement très simples et que la reprise de votre activité, à condition qu'elle soit progressive et raisonnable, ne diffère guère de celle d'un accouchement normal. Le retour de couches (premières règles après l'accouchement) survient en moyenne vers la 6ème ou la 7ème semaine si vous n'allaitez pas, vers la 8ème ou la 10ème semaine dans le cas contraire.

Les rapports sexuels sont autorisés après quatre semaines en n'oubliant pas d'adopter un moyen contraceptif (l'allaitement ne représente pas une contraception naturelle efficace à 100 %).
Dans ce domaine, tous les choix vous sont offerts à l'exception, peut-être, du stérilet que beaucoup de médecins préfèrent ne placer qu'après trois mois environ. Votre médecin vous donnera tous les conseils nécessaires pour ce faire.

On dit parfois que, pour certaines femmes, l'accouchement par césarienne est ressenti comme un échec, une incapacité à accoucher comme tout le monde. En fait, il faut faire sa place à l'imaginaire et comprendre que "réussir" son accouchement, sentiment nécessaire pour s'insérer dans les générations et s'assimiler à sa propre mère, ne signifie pas accomplir un exploit, mais d'abord et avant tout mettre au monde un enfant que l'on aime. Grâce au ciel, aucune statistique n'a jamais montré qu'un enfant né par césarienne était moins aimé qu'un autre. On dit aussi qu'il y aurait après césarienne plus d'anxiété et de tendances dépressives (baby blues). En fait, les études faites après trois mois montrent que les chiffres sont absolument les mêmes quel que soit le mode d'accouchement.

Finalement, les différences entre les femmes césarisées et les autres sont quasiment nulles. La péridurale permet à la mère d'assister à son accouchement, de voir immédiatement le bébé et d'entendre son premier cri. Il n'y a aucune raison que soit perturbé l'établissement normal des relations "mère – enfant".

Le petit handicap physique que peut ajouter la césarienne a souvent pour conséquence que le père joue mieux un rôle d'aide et de suppléance, positifs pour beaucoup de femmes et contribuant à l'établissement normal du célèbre "triangle" "mère – père – enfant". Dans ce domaine, l'admission du conjoint en salle d'opération (toutes les maternités ne le permettent pas), peut être un élément positif.
En résumé, ce qui est important c'est que la qualité des contacts "mère – enfant" ne semblent pas perturbés par la césarienne.
Dans le domaine purement gynécologique, on a accusé la césarienne de donner des modifications des règles (plus abondantes ou plus douloureuses),

des douleurs pelviennes, des modifications de la qualité des rapports sexuels, etc... Aucun de ces troubles ne paraît évident.
En fait, les vraies questions concernent les futures grossesses.

■ Les trois questions

A moins que vous ne souhaitiez n'avoir qu'un seul enfant, vous vous poserez plus ou moins rapidement trois questions :

- dans combien de temps est-il raisonnable d'envisager une nouvelle grossesse ?
- devrai-je avoir une nouvelle césarienne ?
- combien peut-on me faire de césariennes consécutives ?

■ La réponse à la première question est relativement simple.

On estime comme raisonnable un intervalle d'environ deux ans entre la date de la précédente césarienne et celle du nouvel accouchement. La cicatrice de l'utérus a ainsi le temps d'être le plus solide possible ce qui est indispensable surtout si l'on envisage un accouchement naturel pour la nouvelle naissance (voir ci-dessous).
On a accusé la césarienne d'entraîner parfois une petite diminution de la fertilité (10 % environ). En fait, il est difficile d'apprécier le rôle d'une stérilité plus ou moins volontaire : la patiente évite d'être enceinte par peur d'une nouvelle césarienne par exemple.

■ Faut-il toujours une nouvelle césarienne ?

Certainement non. Il y a en effet, deux situations complètement différentes.

• la cause de la première césarienne est permanente : un bassin trop petit par exemple. Il n'y a évidemment aucune chance que ceci se modifie. A chaque grossesse, une césarienne sera nécessaire d'autant que souvent, chaque nouveau bébé a tendance à être un peu plus gros que le précédent.

• si, au contraire, la cause de la césarienne était accidentelle (hémorragie, souffrance fœtale, etc...) elle n'a, a priori, aucune raison de se reproduire. Dans ce cas (voir chapitre "L'utérus cicatriciel", page...), la tendance moderne est de s'autoriser à tenter un accouchement naturel, mais à condition que certaines conditions soient réunies :

- grossesse parfaitement normale du début à la fin,
- présentation normale de l'enfant (tête en bas),
- déroulement normal et rapide de l'accouchement avec surveillance par monitoring,
- possibilité matérielle de faire une césarienne sans délai si sa nécessité apparaît au cours de l'accouchement.

Les chiffres montrent qu'après une première césarienne, les risques d'en avoir une nouvelle sont de 50 %. On peut d'ailleurs noter que plusieurs études montrent que plus de 90 % de femmes ayant subi une césarienne sont satisfaites contre 68 % après accouchement naturel. De même, après une première césarienne, 50 % au moins des femmes refusent toute tentative d'accouchement par voie basse et demandent une nouvelle césarienne.

Après deux césariennes antérieures l'accord est quasi unanime pour ne plus faire de tentative par voie basse.

■ Quand une nouvelle césarienne est nécessaire

Que la cause de la précédente césarienne soit permanente, ou que la tentative actuelle d'accouchement par voie basse se solde par un échec, la nouvelle césarienne n'est guère différente de la (ou des) précédente(s).

Sur la peau, l'incision utilisée est la même que la précédente n'ajoutant donc pas de préjudice esthétique. On peut même en profiter pour améliorer la qualité de la précédente quand elle n'est pas esthétiquement satisfaisante.
Au cours de l'intervention, il arrive (rarement) que l'on rencontre un peu plus de difficultés en raison d'adhérences (constituées après la ou les césariennes précédente(s)) au niveau de la paroi abdominale ou de certains organes comme l'intestin ou la vessie.

Il arrive également que la délivrance du placenta soit un peu plus difficile car éventuellement inséré au niveau de l'ancienne cicatrice de l'utérus.
En un mot, il arrive que la nouvelle césarienne (on dit "itérative") soit techniquement un peu plus difficile pour le chirurgien.

De même, les complications post-opératoires dont je vous ai parlé, sont un peu plus fréquentes (comme c'est souvent le cas dans les réinterventions).

■ Combien de césariennes puis-je subir ?

Pendant très longtemps, on a admis comme une sorte de dogme, que l'on ne pouvait pas faire plus de trois césariennes à une même femme.

Les progrès conjoints de l'anesthésie (et notamment la généralisation de la péridurale) et de la chirurgie (je vous fais grâce des détails techniques), ont eu pour conséquence de reculer les limites et il est tout à fait possible de faire quatre ou cinq césariennes chez une même patiente.

Encore faut-il qu'elle en ait exprimé le désir sans aucun doute possible et que, au cours de l'opération actuelle, le chirurgien trouve les conditions locales favorables, notamment, un utérus en bon état, capable de "supporter" une nouvelle grossesse ultérieure. Ce qui nous amène directement à parler de la stérilisation.

■ Le problème de la stérilisation tubaire (ligature - section des trompes)

C'est dans la trompe que se rencontrent l'ovule et les spermatozoïdes et que se fait ainsi la fécondation. Si, par un moyen quelconque, on ferme le conduit que représente la trompe, on rend la fécondation définitivement impossible ou quasiment (voir plus bas). La patiente est ainsi libérée de tout souci contraceptif et il est logique de "profiter" de la césarienne pour effectuer ce geste supplémentaire.

L'accord total et absolu de la patiente et de son conjoint est nécessaire et doit être confirmé par écrit.
La loi du 4 juillet 2001 prévoit un délai de réflexion de 4 mois ce qui suppose que le problème soit envisagé suffisamment tôt au cours de la grossesse.

Cette décision ne peut être prise qu'après mûre réflexion en raison de son caractère définitif. Là encore, il faut insister sur l'importance du dialogue "médecin – patiente". Ainsi, est-il déraisonnable, sauf raison médicale grave, d'envisager une stérilisation après une ou même deux césariennes. C'est à partir de la troisième que se pose généralement la question et, si la patiente l'a demandée, il n'y a pas lieu de la lui refuser. Parfois, elle hésite à se décider, souhaitant garder, même si ce n'est pas son désir actuel, la possibilité d'une quatrième, voire d'une cinquième grossesse. C'est alors au médecin, au cours de l'intervention, et en fonction du bilan local, de voir si cette possibilité est raisonnable ou pas. De toute façon, il ne peut aller à l'encontre du désir exprimé par sa patiente.

D'autres éléments doivent aussi être pris en compte : l'âge de la patiente (on ne se comporte pas forcément avec une patiente de 25 ans comme avec une patiente de 40 ans) ; l'existence d'une maladie maternelle contre-indiquant un grand nombre de grossesses, etc...

En fait, il s'agit très souvent d'un cas d'espèces même si la règle de la troisième césarienne est habituellement respectée.

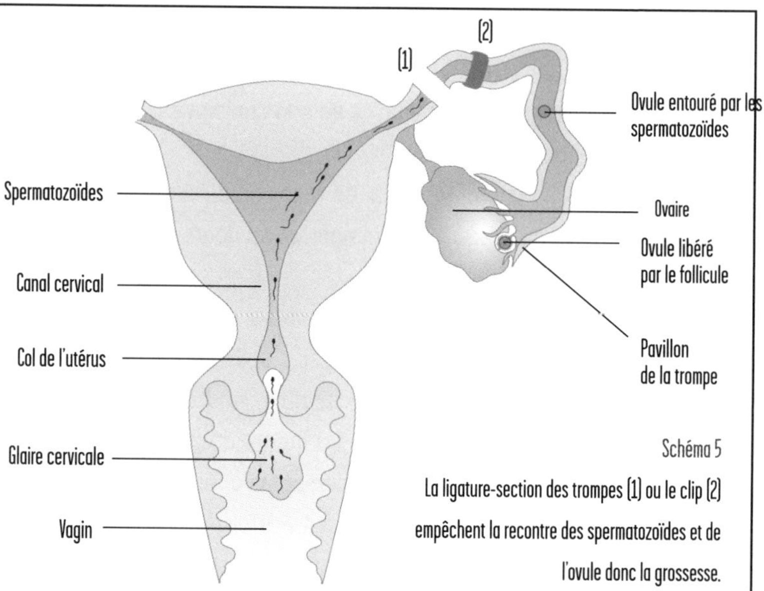

Schéma 5

La ligature-section des trompes (1) ou le clip (2) empêchent la recontre des spermatozoïdes et de l'ovule donc la grossesse.

Techniquement, on a longtemps fait la stérilisation par section de chaque trompe entre deux ligatures (voir schéma 5). Actuellement, on a plutôt tendance à placer sur la trompe une petite pince (appelée “clip”) qui est un geste encore plus facile et rapide à effectuer.

Enfin, il peut arriver que la patiente regrette sa décision et souhaite tenter de récupérer sa fertilité. On peut lui proposer soit une réparation chirurgicale des trompes (50 % de succès environ), soit une fécondation in vitro (20 % de succès environ).

LA CESARIENNE ET LE FINANCIER

L'inflation quasi mondiale du pourcentage de césariennes (accroissement d'environ 10 points en 30 ans), ne peut pas ne pas avoir de conséquences économiques. Elle se traduit, en effet, par un surcoût qui préoccupe, au premier chef, les organismes payeurs qu'ils soient publics (Sécurité Sociale), ou privés (Assurances, Mutuelles). Ce problème est d'autant plus d'actualité que nous sommes dans un système où les frais de santé sont, tout ou partie, pris en charge par la collectivité.

Ce surcoût financier est devenu, dans de nombreux pays, un véritable enjeu de santé publique, encore que diversement apprécié.
La césarienne coûterait ainsi : de 0,5 à 3,6 fois plus qu'un accouchement

naturel. En Grande Bretagne, on a calculé qu'une augmentation du taux de 1 % de césariennes coûtait au Service National de Santé (l'équivalent de notre Sécurité Sociale) 5 millions de livres soit plus de 50 millions de francs ou encore plus de 7,5 millions d'euros. Aux Etats-Unis, où le taux de césariennes est de 21 %, on considère que les dépenses sont augmentées de 1,6 à 2,4 fois. Quant à l'Amérique Latine, qui remporte la palme, on évalue la "sur-dépense" à 425 millions de dollars avec 850 000 césariennes considérées comme probablement superflues. Le pourcentage y atteint même 50 % quand les femmes sont financièrement aisées.

Les médecins, même s'ils pensent d'abord en terme de santé individuelle, ne peuvent rester indifférents à cet aspect économique et ne pas se sentir concernés dans leur pratique quotidienne.

Surgit alors la question fondamentale, et qui n'a d'ailleurs pas encore de réponse unanime : "quel est le taux sinon idéal (qui n'est pas de ce monde) mais raisonnable de césariennes ?".

Trop peu de césariennes risque de faire prendre des risques actuellement impensables pour l'enfant (mais aussi pour la mère). *A contrario*, trop de césariennes risque d'en faire une intervention de complaisance.

Pour une population à risque obstétrical faible ou moyen (on excepte les grandes pathologies obstétricales très consommatrices de césariennes), un consensus s'est fait sur un chiffre de 15 à 18 %. C'est ce dernier chiffre que, en France, les autorités de tutelle (essentiellement la Sécurité Sociale) ont adopté comme normal pour les maternités privées en prévoyant des sanctions financières en cas de dépassement.

Il faut toutefois raison garder et ne pas se laisser obnubiler par les chiffres. Tenter de réduire les excès est légitime mais, avant l'aspect financier, il faut penser aux intérêts de la mère et de l'enfant. Il importe de ne pas oublier que la maternité et la naissance ont une dimension tout à fait particulière : les erreurs de décision peuvent être source de handicaps susceptibles de se payer toute une vie.

LA CESARIENNE CHEZ LE JUGE

Venue des Etats-Unis, la tendance s'est rapidement développée en France de multiplier les plaintes contre les médecins. L'obstétrique n'avait aucune raison d'y échapper, et d'autant plus qu'elle concerne le sort de deux personnes : la mère et l'enfant.

Le grand principe qui anime les juges est que : "tout dommage doit être réparé". Depuis février 1997, c'est au médecin d'informer sa patiente du risque d'un éventuel dommage même si celui-ci est statistiquement exceptionnel. Il doit, de plus, fournir la preuve que cette information a bien été donnée complète et comprise. En cas de litige, cette preuve est, pour le médecin, bien difficile à fournir car, ni un document écrit d'information, ni une autorisation écrite d'intervention et signée par la patiente n'ont de valeur absolue.

Quand une faute est retenue contre le médecin, elle est considérée comme une rupture du contrat tacite "médecin – patiente", contrat qui résulte de la

conversation, ou dialogue “médecin – patiente” que l’on appelle le “consentement éclairé”. Ce qui signifie pour la patiente : “j’ai été informée et j’ai accepté”. Dans le domaine qui nous concerne, celui de l’accouchement et de la césarienne, on constate que la plainte a pour origine soit la survenue d’une complication pendant l’opération ou dans les suites, soit un accident d’anesthésie. Mais le plus souvent, la plainte est due au fait que la césarienne n’a pas été faite ou faite trop tardivement, entraînant des complications diverses pour le bébé et/ou pour la mère.
Une étude faite par le Professeur Soutoul sur 130 dossiers de justice, a montré que 9 fois sur 10, la plainte était pour césarienne non pratiquée ou pratiquée trop tard ; 1 fois seulement sur 10, pour césarienne abusive que l’on aurait pu éviter. Il est important de noter que, dans ce dernier cas de plainte, toutes les patientes ont été déboutées.

Les médecins ne peuvent donc manquer d’être frappés combien la césarienne semble ainsi juridiquement banalisée et combien il est souvent (trop ?) tenu compte du désir de la patiente de l’obtenir.

On en arrive ainsi à se demander si la césarienne n’est pas une assurance anti-procès.
Pour beaucoup, le risque médico-légal est un facteur non négligeable de l’augmentation du pourcentage de césariennes. Pourtant, le désir de la patiente d’influer sur la décision thérapeutique ne peut en aucun cas contraindre le médecin à prendre une décision qui ne lui paraît pas médicalement justifiée. Il peut refuser une césarienne quand le bénéfice escompté peut être objectivement inférieur aux risques encourus.

Ceci nous ramène à l'importance essentielle de la qualité des rapports "médecin – patiente". C'est le manque d'information, d'écoute et de communication qui rend les rapports conflictuels et peuvent conduire la patiente (ou son entourage) à tenter de se défendre (ou pense qu'elle ne peut le faire) que sur le seul terrain juridique. La qualité des explications fournies par le médecin, le temps passé à expliquer pourquoi telle décision paraît meilleure qu'une autre, sont absolument indispensables. Généralement, une patiente bien informée et mise dans un climat de confiance, suivra les conseils de son accoucheur. Au contraire, c'est souvent la mauvaise qualité du contact qui rendra la patiente soupçonneuse, revendicatrice et procédurière.

Il est fréquent que l'on retrouve un lien entre la non-participation de la femme à la décision thérapeutique et les litiges juridiques avec l'équipe médicale.

Il est certainement temps que médecins et patientes comprennent qu'ils partagent des intérêts communs, et que le passage d'une relation passive à une relation active ne peut qu'aboutir, entre eux, à un partage de responsabilité dans la prise en charge de la grossesse et de l'accouchement.

CONCLUSION

A la lecture de ces quelques pages, vous avez compris que le procès de la césarienne n'aurait aucun sens.

Elle a, je l'ai déjà dit, sauvé des millions de femmes et d'enfants, et, pour ces derniers, évité un nombre incalculable de handicaps susceptibles de perturber toute leur vie.

A l'inverse, il est important de comprendre qu'elle n'est pas, pour autant, le *nec plus ultra* de l'obstétrique et n'est pas la solution idéale dans tous les cas. Il est, en effet, essentiel de se rappeler qu'elle n'est pas toujours sans complication, qu'un consensus n'est pas obtenu entre les médecins et que nous en sommes toujours à tenter de définir le pourcentage idéal et raisonnable de césariennes.
Les débats ne sont pas tranchés dans le monde médical. Ceci permet de supposer que la césarienne a encore un bel avenir.

TABLE DES CHAPITRES

La césarienne : un “must” 7

“Il était une fois” 11
ou la petite histoire de la césarienne

Qu’est-ce qu’une césarienne ? 15

Pourquoi une césarienne ? 27

Césarienne ou accouchement naturel 37

Votre avenir après une césarienne 45

La césarienne et le financier 53

La césarienne chez le juge 57

Conclusion 61

Achevé d'imprimer en France en mars 2004

par Corlet imprimeur

à Condé-sur-Noireau

N° d'éditeur : 979

N° d'imprimeur

Dépôt légal 2004